AF467940

LA

MÉDECINE TRADITIONNELLE

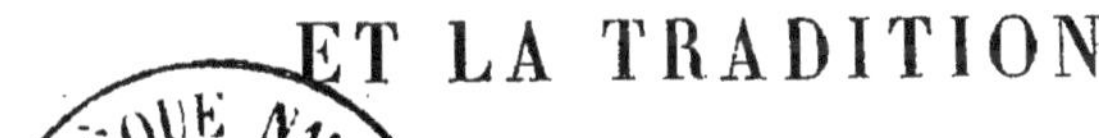

ET LA TRADITION

PAR

LE Dr J.-A. LERICHE

Fiat lux.

PARIS
IMPRIMERIE SIMON RAÇON ET COMPAGNIE
RUE D'ERFURTH, 1
1872
Se trouve chez l'Auteur, 10, rue Boutarel (île Saint-Louis).

LA

MÉDECINE TRADITIONNELLE

ET LA TRADITION

La médecine soi-disant traditionnelle ne répond nullement à l'idée qu'elle fait naître, à la qualification qu'elle se donne.

Elle nous livre si peu les connaissances thérapeutiques de nos prédécesseurs, qu'elle a oublié à peu près complètement ce qu'ils savaient touchant les vertus des simples. Je ne parle pas seulement de ceux qu'elle a délaissés absolument et qui sont tombés dans le domaine des empiriques, à sa honte et au grand détriment des malades ; mais encore de ceux qu'elle a conservés dans la matière médicale, et qu'elle regarde comme doués de propriétés « précieuses, » sur lesquelles elle est néanmoins incapable de nous renseigner autrement que par des banalités galéniques qui défigurent l'observation en la présentant sous le voile de généralités qu'elle ne comporte point et qui blessent la logique la moins sévère.

Prenons pour exemple le safran, qu'elle préconise à l'égal des meilleurs remèdes.

Voici tout ce qu'en a écrit le professeur de thérapeutique réputé le plus habile. Nous devons croire que c'est là aussi tout ce qu'il en avait appris, car il nous répugnerait d'admettre qu'après avoir été établi pour enseigner toute sa science, il ait pu en détourner la moindre parcelle au profit de sa pratique ; d'ailleurs, ses prescriptions, qu'il ne tenait pas secrètes, témoigneraient, au besoin, du contraire :

« Le safran est une substance précieuse pour les arts et pour la médecine. »

« Cette substance n'est pas exclusivement consacrée à l'indication de *provoquer* les *règles*. A petite dose, on la prescrit utilement comme *stomachique*, et ce n'est qu'à des doses plus élevées qu'elle agit sur le système utérin. Elle est aussi regardée comme *carminative* et *antihystérique*. Ses émanations sont souvent dangereuses pour les sujets nerveux, impressionnables, qu'elles peuvent jeter dans la *stupeur* et une sorte d'*ivresse* qui quelquefois n'a pas été sans danger. » (Trousseau, *Mat. méd.*, IIe vol. p. 576.)

Or si nous interrogeons le passé, voici ce qu'il nous répondra :

(Nous extrayons notre monographie d'un travail que nous avons à peine achevé, malgré vingt années de recherches ; pour plus d'intérêt, nous la mettons en parallèle avec les données fournies par l'homœopathie.)

L'HISTOIRE :	L'HOMŒOPATHIE :
Emollient [Dioscoride]. Apéritif [James].	?
Dessiccatif [Oribase].	Suppuration d'anciennes blessures.
Discussif [Siméon Séthi].	?
Toxique [Dioscoride].	?
Alexitère (Bomare). Poisons* [Geoffroy].	?

* Toxique d'après l'un ; utile aux poisons d'après l'autre : propriétés opposées sur lesquelles repose l'homœopathie.

L'HISTOIRE :	L'HOMŒOPATHIE :
Piqûres d'araignées et de scorpions (guérit les) [Lauremberg].	?
Cachexie [Cartheuser].	?
Affections pituiteuses (utile aux) [S. Sethi].	Accumulation d'eau dans la bouche.
Inflammations (résout toutes les) [Pline].	?
Vapeurs (Lémery). Passion hystérique [Cartheuser]. Spasmes (donne des) [Roques]. Epilepsie [Manget]. Spasmes (apaise les) [Hoffman, Vogel, Cartheuser, Murray]*.	Accès de convulsions comme la chorée. Mouvements comme par quelque chose de vivant dans différentes parties du corps.
Prostration (donne la mort après céphalalgie et) [Murray].	Faiblesse générale excessive.
Echauffement (donne l') [Fuchsius], l'excitation [James]. Chaleur (augmente la) [Murray]. Chaleur (nuit à la) [Juncker].	Ébullition de sang quelquefois dans tout le corps.
Hémorrhagies immodérées (donne des) [Cartheuser]. Flux (arrête tous les) excepté d'urine [Oribase][1].	Écoulement, par divers organes, d'un sang noir et visqueux.
Peste [Garidel].	?
Pourriture (résiste à la) [Pringle].	?
Antiseptique [Murray].	?
Vermine (Garantit de la) [Laurenberg, Scaliger, Amatus].	?
Douleurs (apaise les) [Murray] Anodin [Juncker] Calme les douleurs d'inflammations [Garidel].	Courbature des membres; douleurs aux yeux, aux oreilles, à la gorge, au ventre, à l'anus, aux aines, etc
Obstructions (lève les) [Siméon Sethi].	?

* Donne des spasmes ; apaise les spasmes : homœopathie.

[1] Homœopathie.

L'HISTOIRE :	L'HOMŒOPATHIE :
Lipothymie (donne la) [Lobel], la faiblesse de cœur [Geoffroy]. Lipothymie (guérit la) [Cartheuser]*.	Evanouissement pendant le mouvement, avec faiblesse générale excessive.
Circulation (ranime la) [Murray], énergiquement [Boerhaave].	?
Pouls (accélère le) [Roques].	?
Mouvement du sang (augmente le) [Murray].	?
Pouls (fait tomber le) de 77 à 66 [Murray][1].	?
Fièvre (nuit à la) [Juncker].	?
Fièvres malignes et contagieuses* [Friccius].	?
Fièvres malignes (nuit à la chaleur des [James].	?
Rougeole (fait sortir la) [Un anonyme].	Rougeur écarlate de tout le corps.
Exanthèmes (fait sortir les) [Murray].	Tâches rouges à la face.
Rougeole (guérit la) [James]*.	
Variole (fait sortir la) [Un anonyme].	?
Variole (guérit la) [Un anonyme]*.	?
Variole (mûrit les pustules de la) [Manget].	?
Inflammations érysipélateuses [Dioscoride].	?
Intertrigo des enfants [Beaumler].	?
Feu sacré [Pline].	?
Erysipèles [Juncker].	?
Inflammations qui tournent au feu sacré [Manget].	?
Ulcères [Cartheuser].	?
Maturatif [Dioscoride].	?
Mûrit avec astriction [Galien].	?
Abcès (mûrit les) [Murray].	?
Abcès (résout les) [Murray] *.	Suppuration de blessures.
Plaies par instruments tranchants	Hémorrhagies.

* Homœopathie.

[1] « Accélère le pouls, » dit Roques ; « abaisse le pouls, » dit Murray : homœopathie.

L'HISTOIRE :	L'HOMŒOPATHIE :
(Éphémérides des curieux de la nature).	
Tumeurs indolentes [Mérat et Delens].	?
Tumeurs (inflammation des) [Juncker].	?
Tumeurs (douleur des) [Juncker].	?
Tumeurs menaçant de gangrène [Bauhin].	?
Tumeurs œdémateuses [Cartheuser].	?
Jaunisse (guérit immédiatement la) [Brunfels].	?
Jaunisse (spécifique à la) [Hertodt].	?
Sueur (rétablit la) supprimée par le froid [James].	?
Ecchymoses [Mérat et Delens].	?
Prurit (enlève le) [Pline].	Prurit aux paupières.
Sommeil (produit le) [Pline], à grande dose [James].	Forte envie de dormir le jour, surtout après le repas; quelquefois le soir.
Assoupissement continuel (a guéri un) [Borelli]*.	?
Sommeil inquiétant et fatigant (donne un) [Desbois].	?
Insomnie opiniâtre des enfants [Wedelius].	?
Sommeil léthargique (cause un) [Roques].	?
Affections léthargiques (utile aux) [S. Sethi]*.	?
Tristesse (a donné la) [Murray]. Mélancolie (soulage la) [Gesner], la chasse [Bacon] et la guérit [Borelli]*.	Grande disposition à la tristesse, alternant quelquefois avec grande gaieté et humeur joyeuse.
Pleurer (a guéri l'envie continuelle de) [Borelli].	?
Passion hypochondriaque [Cartheuser].	?

L'HISTOIRE :	L'HOMŒOPATHIE :
Rires (donne des) [Schulzius] immodérés [Conigius], involontaires, [Konig], mortels [Amatus Lusitanus], convulsifs [Bomare], maladifs [Murray], pendant 3 heures [Julius Alexandrinus].	Forte envie de rire, de chanter et de plaisanter, quelquefois avec faiblesse excessive.
Gaieté (donne une) qui tient de la folie [Rhazès].	?
Tête (trouble la) [Pline].	Manie gaie et plaisante.
Folie (donne la) [Galien], avec une gaieté effrayante [Murray].	Emportement et violence.
Fortifie le cerveau [Bacon].	?
Facultés mentales (accroît les) [Roques].	Oubli et distraction.
Vivacité (donne de la) [Bacon].	Vivacité de la mémoire.
Mémoire (conforte la) [Zapata].	?
Délire (donne le) [Juncker, Diemerbroeck], à grande dose [James]. Calme l'esprit (à petite dose) [James]* Frénésie [James].	Rêves effrayants, ou gais et plaisants, chants, cris et sursauts pendant le sommeil.
Ivresse (donne l') [Rhazès], avec vomissements et défaillance [Vitet], à grande dose [James]. Ivresse (préserve de l') [Dioscoride, Pline].	Vertiges avec évanouissement. Vertige confus en se levant.
Ivresse (guérit l') [Plutarque] * Ivresse (empêche l') [Bodœus]. Ivresse (hâte l') [Bodœus] *. Vertiges (donne des) [Bauhin].	Sensation d'ivresse avec céphalalgie.
Pâleur (donne la) [S. Sethi]. Pâleur (guérit la) [S. Sethi] *.	Pâleur du visage.
Céphalalgie (donne une) [S. Sethi] violente [Costœus, Borelli], pendant de longues années [Simon Pauli], avec rires immodérés [Conigius], à grande dose [James]. Pesanteur de tête (donne de la)	Céphalalgie stupéfiante comme si l'on était ivre, avec yeux abattus. Céphalalgie au-dessus des yeux, avec douleur brûlante. Douleur tractive dans le front, avec nausées.

* Homœopathic.

L'HISTOIRE :	L'HOMŒOPATHIE :
[Geoffroy]. Migraine invétérée (guérit la) [Borel]*.	Tête lourde le matin, avec pression au vertex.
?	Pulsation semi-latérale dans la tête et à la face.
?	Coups dans le front et les tempes.
Apoplexie (a fait tomber en) [Murray].	?
Apoplexie (utile à l') [James]*.	?
Picotement (donne du) aux yeux [James].	Prurit aux paupières. Fourmillement dans les sourcils.
Ophthalmie commençante [Oribase]. Inflammation des yeux (guérit l') [Pline], surtout dans la rougeole et la variole [Hoffmann].	Pression, douleur d'excoriation et sensation de brûlure dans les yeux et les paupières, surtout en les fermant, en lisant, ou le soir à la lumière.
Engorgement scrofuleux des paupières [Mérat et Delens].	Agglutination nocturne des paupières.
Fluxions des yeux (arrête les) [Dioscoride].	Larmoiement en lisant.
Epiphores [Cartheuser].	Sécheresse des yeux.
Caligo (a donné le) [Murray]. Caligo (efface le) des yeux [Brunfels]*.	Vue trouble comme à travers un voile, surtout le soir en lisant aux bougies.
Obscurcissement (donne l') de la vue [Bauhin]. Cataracte [Avenzoar]*. Nubécules des yeux [Matthiole]. Faiblesse de la vue (produit la) [Bauhin].	Obscurcissement des yeux.
Faiblesse de la vue [Cartheuser]*.	?
Ægilops [Brunfels].	?
Affections des yeux [Brunfels].	?
Maladies des yeux [Hippocrate].	Le papier paraît rose. Scintillement devant les yeux. Pupilles dilatées. Frémissement visible des paupières. Lourdeur et contraction

* Homœopathie.

L'HISTOIRE :	L'HOMŒOPATHIE :
	des paupières. Crampes nocturnes dans les paupières. Clignement continuel.
?	Epistaxis d'un sang noir et visqueux, souvent par une seule narine, jusqu'à faire perdre connaissance.
?	Eternûment violent et fréquent.
Affections d'oreilles (très-utile aux) [Dioscoride].	?
Collections aux oreilles (Lobel).	?
Bruits dans les oreilles [Marcellus].	?
Tintements d'oreilles [Marcellus].	Tintement le soir après le coucher.
Tumeur (bon à leur) [Marcellus].	
Inflammations d'oreilles [Matthiole].	Otalgie semblable à une crampe.
Humidité des oreilles [Oribase].	?
Face pâle (à grande dose rend la) [S. Sethi].	Couleur terreuse de la face.
Bonne couleur (à petite dose donne) [Dioscoride]*.	Alternative de rougeur et de chaleur.
?	Lèvres gercées et ulcérées.
?	Taches rouges.
?	Pulsations dans un côté du visage.
?	Chaleur ardente surtout le matin.
Rire sardonique (donne un) [Mérat et Delens].	?
Amertume à la bouche (donne de l') [Geoffroy]. Ardeur avec inflammation à la bouche [Brunfels]. Pustules de la bouche (Brunfels).	Grattement et âpreté de la bouche. Goût doux ou amer au fond du gosier. Langue humide chargée d'un enduit blanc avec érection des papilles de la langue.
Aphthes des enfants [Faventini].	Goût répugnant, acide, douceâtre.
Douleurs ou coups d'air (Médecine du Prophète).	Sensation de roideur du cou pendant le mouvement. Gonflement du cou.
?	Haleine fétide.

* Homœopathie.

L'HISTOIRE :	L'HOMŒOPATHIE :
Angine dans la rougeole et la petite vérole. [Un anonyme]. Maux de gorge inflammatoires et invétérés [Desbois].	Mal de gorge comme par allongement de la luette, ou comme par un tampon, pendant et hors le temps de la déglutition. Grattement et âpreté dans la gorge.
?	Sensation de roideur du cou pendant le mouvement. Gonflement intérieur du cou.
Appétit (donne de l') [Cazin].	Anorexie, avec sensation de plénitude pour peu qu'on ait mangé.
Inappétence (donne de l')[S. Sethi]*. Dyspepsie [Cartheuser]. Digestion (facilite la) [Zapata] considérablement [Lister].	Fadeur à l'estomac.
Coliques d'estomac [Vitet].	Douleur brûlante à l'estomac.
Chaleur à l'épigastre (donne de la) (Éphémérides des curieux de la nature].	Pyrosis après avoir mangé de bon appétit.
Inflammation et ulcération d'estomac (très-utile à l') [Pline].	Malaise et sensation d'accablement à l'épigastre.
Cardialgie (donne la) [Franck]. Cardialgie [Cartheuser]*.	Douleur brûlante à l'épigastre.
Vomissements copieux (donne des) [Vogel], nerveux [Mouton-Fontenille], spasmodiques [Desbois].	Nausées avec douleurs dans le front.
Nausées (préserve des) du mal de mer [Desbois et Vérulam]*.	Fadeur.
Carminatif [Cartheuser]. Coliques flatulentes [Cartheuser]. Coliques (donne des) [Matthiole]*.	Renvois à vide, le matin à jeun. Borborygmes et fermentation à l'épigastre.
Affections intestinales (bon aux) [Dioscoride].	Mouvements dans le ventre comme par quelque chose de vivant.
?	Ballonnement avec sensation de plénitude.
?	Maux de ventre par refroidissement.
?	Maux de ventre crampoïdes.

L HISTOIRE :	L'HOMŒOPATHIE :
?	Pincement dans le ventre après avoir bu de l'eau.
?	Crampes au-dessous de l'hypochondre gauche.
?	Pesanteur à la région inguinale.
Obstructions du foie [James].	?
Inflammation du foie (très-utile à l') [Pline].	?
Obstructions de la rate [James].	?
Maladies de rate (Médecine du Prophète).	?
Siége (affections du) [Dioscoride]. Hémorrhoïdes aveugles (calme les) [Hoffmann].	Élancements obtus à côté et au-dessus de l'anus.
Condylomes [Matthiole].	Prurit et fourmillement à l'anus.
Purge [Schwilgué].	?
Diarrhée [Cartheuser] *.	Maux de ventre par refroidissement.
Donne des selles jaunes [Murray].	?
Lienterie [Cartheuser].	?
Affection cœliaque [Cartheuser].	?
Dyssenterie (guérit la) la plus opiniâtre et la plus virulente [Bontius].	?
Urine (pousse l') [Dioscoride].	?
Hématurie (donne une) mortelle aux chevaux. [Borelli].	Écoulement de sang par l'urèthre.
Urine jaune (donne une) [Murray].	Urines jaunes.
Urine rouge (donne une) [Vogel, Cartheuser].	?
Gravelle des enfants [Matthiole].	?
Pierre [Lémery, Helmont].	?
Flux d'urine (donne un) mortel aux chevaux [Friccius].	?
Rétention d'urine [Matthiole].	
Désirs vénériens (excite les) [Dioscoride].	
Impuissant (rend) [Lémery]*.	?

* Homœopathie.

L'HISTOIRE :	L'HOMŒOPATHIE :
Torpeur vénérienne [Cartheuser].	?
Impuissance (utile à l') [Burnet].	?
Inflammation et ulcération de vessie [Pline].	?
Dysurie hémorrhoïdale [Mouton-Fontenille].	?
Gonorrhée virulente [Charas].	?
Lochies (pousse très-bien les) [Manget].	?
Coliques lochiales [Mouton-Fontenille].	?
Suffocation de matrice (résout la) [Pline].	
Hystérie (*Dictionnaire de botanique anonyme*).	?
Vapeurs hystériques [Garidel].	?
Coliques menstruelles (Mouton-Fontenille].	Règles douloureuses*.
Coliques utérines [Desbois de Rochefort].	?
Duretés de matrice [James].	?
Règles supprimées [Prévost].	?
Obstructions de matrice [James].	?
Ulcères malins de matrice [James].	?
Règles (pousse les) au point de donner des métrorrhagies mortelles [Garidel].	Règles trop fréquentes et abondantes, affluence du sang vers les parties génitales, comme pour les règles.
Métrorrhagie (a donné une) mortelle [Rivière] en trois jours [Murray].	Métrorrhagie d'un sang noir et visqueux.
Métrorrhagie (a donné une) mortelle aux nouvelles accouchées [Roques].	Ecoulement de sang pendant la nouvelle et la pleine lune.
Règles supprimées par le froid (a rappelé les) [Vitet].	?
Accouchement facile (rend l') [Rhazès, Rivière, Hispanus.] Ménopause [Schulzius].	?

* Homœopathie.

L'HISTOIRE :	L'HOMŒOPATHIE :
Maladies de matrice [Dioscoride].	?
Irritation de la matrice (donne l') [James]*.	?
Lait (chasse le) [Prévost].	?
Arrière-faix (fait sortir l') [Lémery, Cartheuser].	?
Lait caillé dans les seins (résout le) [Manget].	?
Fœtus mort (fait sortir le) [Prévost].	?
Fœtus jaune ainsi que l'arrière-faix (rend le) [Hertodt]	?
Leucorrhée (utile à la) [Roques].	?
Leucorrhée (excite la) suspendue par les passions de l'âme [Vitet]*.	?
Inflammation et ulcération des reins [Pline].	Tiraillement dans les reins, avec douleur aux reins.
Toux nerveuse; coqueluche [Roques]. Toux [Pline] opiniâtre [Hoffmann]. Toux (apaise la) [Murray]. Toux, surtout des enfants [Friccius].	Toux violente, sèche, ébranlante, très-soulagée en passant la main sur l'épigastre.
Catarrhe inflammatoire [Desbois].	?
Maladies de poitrine [Camerarius, Sérapion].	?
Embarras de la respiration [Hoffmann].	En inspirant, sensation de vapeur de soufre dans la gorge.
Difficulté de respirer [James].	Besoin de respirer profondément par suite d'une sensation de pesanteur au cœur.
Dyspnée [S. Sethi] convulsive [Rivière], suffocante [Burnet].	Gène de la respiration, anxiété, soulagée par des bâillements.
Ulcères de poitrine (utile aux) [Pline].	?
Phthisie au dernier degré (guérit la) [Dodonée].	
Phthisiques agonisants (prolonge les) [Paul de Sorbait].	?
Asthme [Camerarius, Geoffroy].	?
Asthme (guérit soudainement l') [Dodonée] convulsif [Mynsicht].	?

* Homœopathie.

L'HISTOIRE :	L'HOMŒOPATHIE :
Tremblement du cœur [Cartheuser].	?
Palpitations de cœur (guérit les) [Bacon, Cartheuser].	Sensation de pesanteur au cœur.
Pleurésie [Pline]. Pleurésie (nuit à la) [James] *.	Élancements dans la poitrine et surtout dans les côtés.
Expectorer (fait) les crachats épais [Prévost].	?
Pituite épaisse (délivre la poitrine d'une) [Geoffroy].	?
?	Mouvement comme par quelque chose de vivant dans la poitrine.
?	Coups dans la poitrine qui suspendent la respiration.
?	Sensation de chaleur qui remonte au cœur.
?	Tremblement de tous les membres.
Douleurs des membres [Cartheuser].	Fatigue et douleur brûlante avec fourmillement dans la plante des pieds.
Douleurs (apaise les) [Murray). Tumeurs arthritiques [Spielmann].	Douleur dans l'articulation scapulaire, en remuant le bras, comme s'il était démis ou qu'il allât se déboîter.
Rhumatismes [Mérat].	Tiraillement fouillant dans les avant-bras.
Douleurs ou coups d'air (Médecine du Prophète).	Pesanteur et douleur de meurtrissure dans les avant-bras, après les avoir remués légèrement.
Douleur des pieds [S. Sethi].	Déchirement nocturne dans la jambe, avec inquiétude dans cette partie.
Goutte (calme la douleur de la) [Bauhin].	Douleur de meurtrissure dans les mollets.
Paralysie [Cartheuser].	Engourdissement des bras et des mains, avec immobilité, surtout la nuit, pendant le sommeil.

* Homœopathie.

L'HISTOIRE :	L'HOMŒOPATHIE :
Paralytiques (ranime les membres) [Geoffroy].	Sensation de faiblesse dans les cuisses en étant assis.
Affaiblissement des membres des enfants [Faventini].	Sensation de relâchement et de fléchissement dans les articulations.
Force (donne de la) [Roques]. Faiblesse (excite de la) [*Roques*]*.	Pesanteur et courbature des membres après un léger exercice.
Panaris [Manget].	Picotement brûlant et tension dans le bout des doigts, comme par stagnation du sang, après une promenade en plein air.
Engelures menaçant de gangrène [Ettmuller].	Engelures à la main et aux doigts. Engelures aux orteils.
Etc.....	Etc ....

* Homœopathie.

En comparant ces deux séries avec les très-sommaires notions acquises et enseignées par Trousseau, on peut juger à quel point la médecine ordinaire ignore aujourd'hui les propriétés médicamenteuses des substances qu'elle prescrit.

On peut conclure en outre que le principe homœopathique n'est pas une nouveauté : il est depuis longtemps inscrit dans les fastes de la thérapeutique.

Dr J.-A. Leriche.

PARIS. — IMP. SIMON RAÇON ET COMP., RUE D'ERFURTH, 1.

www.ingramcontent.com/pod-product-compliance
Ingram Content Group UK Ltd.
Pitfield, Milton Keynes, MK11 3LW, UK
UKHW020552230726
13925UKWH00006B/2559

9 782019 286644